QUELQUES CONSIDÉRATIONS

SUR

LE MAL VERTÉBRAL

CHEZ L'ENFANT

QUELQUES CONSIDÉRATIONS

SUR LE

MAL VERTÉBRAL

CHEZ L'ENFANT

PAR

J.-B. COUDROY DE LAURÉAL,

Docteur en médecine de la Faculté de Paris,
Interne des hôpitaux de Paris,
Médaille de bronze de l'Assistance publique.

PARIS

A. PARENT, IMPRIMEUR DE LA FACULTÉ DE MÉDECINE
31, rue Monsieur-le-Prince, 31

1874

QUELQUES CONSIDÉRATIONS

SUR

LE MAL VERTÉBRAL

CHEZ L'ENFANT

INTRODUCTION ET DIVISION.

Pendant une année d'internat passée à l'hôpital Ste-Eugénie, dans le service de mon excellent maître M. le D' Triboulet, j'ai eu l'occasion de voir et de suivre un assez grand nombre d'enfants atteints de mal vertébral. J'ai eu, dès ce moment, le désir de prendre cette maladie pour le sujet de ma thèse. Mon intention était de décrire et de comparer entre eux les divers symptômes du mal vertébral d'après la nature et le siége de la lésion.

Malheureusement différentes circonstances indépendantes de ma volonté me forcent à restreindre beaucoup ce sujet, et je me vois obligé de le limiter aux régions dorsales et lombaires du rachis. Je négligerai complètement la colonne cervicale, n'ayant pas eu l'occasion de voir un assez grand nombre d'enfants atteints de mal vertébral siégeant à cette région.

Je veux essayer de montrer que, chez l'enfant, la paraplégie dans le mal de Pott ne devient un symptôme presque constant que lorsque la lésion porte sur une ou plusieurs des six premières vertèbres dorsales. Lorsque le mal vertébral siége sur un tout autre point du rachis (j'en excepte bien entendu la région cervicale), la paraplégie ne se présente plus que rarement. Je chercherai en outre à montrer le degré de fréquence des abcès par congestion suivant le siége de la lésion.

Je n'ai pu trouver en parcourant les principaux mémoires sur le mal de Pott, ni dans nos traités classiques de pathologie externe, aucune indication bien nette sur le degré de fréquence de la paraplégie. Ce n'est que dans le remarquable mémoire de M. le Dr Bouvier, mémoire lu à la Société de chirurgie et publié en 1858 dans la *Gazette des hôpitaux* (Sur le rapport des lésions dans le mal vertébral), que j'ai trouvé mentionnés, d'après une statistique portant sur 94 observations, des résultats identiques aux nôtres au sujet de la paraplégie. Nous aurons, du reste, l'occasion de revenir plusieurs fois, dans le cours de ce travail, sur les chiffres exprimant le degré de fréquence soit de la paraplégie, soit des abcès par congestion, d'après le siége de la lésion.

Les résultats obtenus par M. le Dr Bouvier diffèrent un peu des nôtres pour deux motifs : le premier est que ses observations portent à la fois sur l'enfance et sur l'âge adulte ; le second est que ces mêmes observations ont été, d'après M. Bouvier, recueillies dans les différents mémoires parus sur le mal de Pott. Dans cette condition on enregistre forcément un plus grand nombre de cas rares ou graves, les plus simples étant rarement publiés.

J'ai voulu absolument me restreindre au mal vertébral de l'enfance, ayant eu l'occasion de ne voir seulement que quelques cas de cette affection chez l'adulte.

Mon excellent maître, M. le Dr Triboulet, a eu la bonté de vouloir bien me confier un assez grand nombre d'observations toutes prises dans son service de Sainte-Eugénie ; j'y ai ajouté quelques notes sur vingt-neuf enfants actuellement dans ses salles.

J'ai pu réunir ainsi 136 observations se rapportant toutes au mal vertébral des régions dorsale et lombaire. C'est sur ce chiffre que j'ai cherché à déterminer le degré de fréquence, soit de la paraplégie, soit des abcès par congestion suivant le siége de la lésion.

Nos observations peuvent être groupées en deux séries bien distinctes :

Dans une première série, nous avons réuni tous les faits où la lésion occupait la région lombaire, ainsi que la région dorso-lombaire; ces cas sont au nombre de 59.

La seconde série, comprenant tous les faits où l'altération siégeait seulement à la région dorsale, nous présente 77 cas.

Nous allons examiner successivement, dans chacune de ces séries d'observations, le degré de fréquence des symptômes paralytiques et celui des abcès par congestion.

A. Du degré de fréquence de la paraplégie dans le mal vertébral siégeant aux régions lombaires et dorso-lombaires.

Dans notre première série d'observations, comprenant 49 cas de mal vertébral ayant pour siége les régions lombaires et dorso-lombaires, je n'ai trouvé qu'un seul cas de paraplégie ; et dans cette observation, dont je donne le résumé, la paraplégie est apparue presque immédiatement après une chute, et n'a duré que deux mois.

OBSERVATION I.—Mal de Pott, dorso-lombaire.—Paraplégie.

Deschamps (Pauline) est amenée le 12 janvier 65 dans le service de M. le Dr Triboulet pour un mal vertébral de la région dorso-lombaire.

L'examen de l'enfant fait constater une gibbosité de la région dorso-lombaire ayant la douzième dorsale et la première lombaire formant le sommet ; la onzième dorsale et la deuxième lombaire forment une saillie beaucoup moins considérable ; au-dessus et au-dessous la colonne reprend sa direction normale. Sur les côtés de la gibbosité, saillie assez considérable avec induration et tuméfaction ; légère déviation du rachis à droite ; hypochondres larges avec saillie de l'extrémité inférieure du sternum en avant.

L'enfant ne paraît pas souffrir, elle se tient bien debout, un peu penchée sur la jambe droite ; elle marche facilement, mais un peu courbée en arrière. Aucun symptôme paralytique des membres inférieurs, ni du côté de la sensibilité, ni du mouvement ;

pas de crampes ; aucun trouble de la miction ou de la défécation. Aucun abcès par congestion.

Les renseignements fournis par la famille nous apprennent que le début de cette affection remonte à environ quatre ans. Une chute a paru en être l'occasion. Dans cette chute le bas du dos a porté sur le rebord d'un tonneau. Sur le moment l'enfant ne s'est pas plaint ; mais quinze jours plus tard elle s'affaissait tout à coup sur elle-même et ne put pas se relever. Les parents constatèrent le jour même une gibbosité au niveau de la région dorso-lombaire ; l'enfant garda le lit pendant deux mois sans pouvoir imprimer aucun mouvement volontaire à ses jambes. Au bout de ce temps elle put marcher facilement, et depuis environ quatre ans les symptômes paralytiques n'ont pas reparu.

Ainsi, sur 59 cas de mal vertébral des régions lombaires et dorso-lombaire nous n'avons trouvé qu'un seul cas de paraplégie, et encore dans ce cas la paraplégie n'a eu que deux mois de durée.

Je crois donc qu'on peut dire que la paraplégie est un fait rare chez l'enfant lorsque la lésion porte sur la région dorso-lombaire, ou lombaire du rachis.

M. le Dr Bouvier, dans le mémoire dont nous avons déjà parlé plus haut, s'exprime ainsi (1) : « Mais le siége du mal à telle ou telle hauteur n'influe pas moins sur les manifestations des lésions fonctionnelles de la moelle. Sur 10 cas siégeant aux cinq dernières vertèbres cervicales, la paralysie existait dans cinq cas et manquait dans les cinq autres. Sur 56 cas de mal vertébral de la région dorsale, il y

(1) Gazette des Hôpitaux. Année 1858, page 286.

avait paralysie dans 38 cas ou les 3[5 des cas. Au
contraire 38 affections lombaires ou lombo-sacrées
n'ont offert de paralysie que cinq fois, ou dans moins
de la septième partie des cas. Ce n'est pas la nature
de la lésion qui produit ces différences; car on la re-
trouve à peu de choses près dans des lésions identiques classées d'après leur siége. La terminaison de
la moelle vers l'intervalle de la première et la troisième vertèbres lombaires me paraît fournir la prin-
cipale raison de cette diversité d'action du mal vertébral sur l'innervation, suivant le lieu qu'il occupe.

Je crois qu'on peut y ajouter une autre explication.
Dans le mal vertébral il existe presque constamment,
au moins pendant un certain temps, un ou plusieurs
abcès sessiles au niveau de la lésion vertébrale; ces
abcès paraissent au moins dans quelques cas avoir
comprimé la moelle, ou le plus souvent avoir déterminé, par le fait de leur présence, une inflammation
de la dure-mère qui, consécutivement, amène la compression de la moelle. A la région lombaire, grâce à
la disposition des organes voisins, plus favorable à
la migration du pus, l'abcès ne reste que rarement
sessile, toute cause de compression de la moelle par
une tumeur purulente se trouve ainsi écartée.

Ainsi, dans notre statistique nous trouvons 1 cas
de paraplégie sur 59; dans celle de M. Bouvier,
5 sur 38. J'ai indiqué les causes qui pouvaient faire
différer un peu ces résultats. Dans tous les cas, je me
crois en droit de pouvoir conclure de ces chiffres que
la paralysie dans le mal vertébral est un symptôme
assez rare, lorsque la lésion occupe la région lombaire ou dorso-lombaire.

B. Du degré de fréquence de la paraplégie dans le mal vertébral ayant pour siége la région dorsale.

Dans notre seconde série d'observations, comprenant 77 cas de mal vertébral siégeant à la région dorsale, j'ai trouvé 19 fois la paraplégie.

Je vais, d'abord, donner le résumé de ces 19 observations.

Obs. II.— Mal de Pott, dorsal supérieur.—Paraplégie.

Mulot, 12 ans, entre le 31 août, salle Sainte-Marguerite, n° 21, dans le service de M. le Dr Triboulet.

Cet enfant est malade depuis environ six mois.

L'affection qui l'amène à l'hôpital a débuté par des douleurs dans le dos et le côté gauche; puis perte du mouvement volontaire des membres inférieurs.

L'examen de la région spinale fait trouver une saillie notable, directe en arrière, des apophyses épineuses de la sixième et de la septième vertèbres dorsales.

Il n'y a pas de saillie des apophyses transverses; pas de tuméfaction au voisinage, mais un peu de douleur à la pression au niveau de la gibbosité et sur les parties latérales; le reste du rachis présente sa courbure normale.

L'enfant ne peut lever le membre inférieur droit; quelque effort qu'elle fasse, à peine arrive-t-elle à imprimer quelques mouvements à ses orteils, elle soulève encore un peu la jambe gauche. Elle a aux deux membres une sensibilité tactile plus vive peut-être qu'à l'état sain ; elle y sent des fourmillements, des alternatives de froid et de chaud. La température, la coloration, la nutrition des membres inférieurs paraissent normales ; pas de contractures ; mouvements réflexes très-marqués. Aucun trouble de la miction et de la défécation.

**Obs. III. — Mal de Pott de la région dorsale supérieure.—
Paraplégie.**

Leroux, 7 ans, entre le 29 janvier, salle Sainte-Geneviève, n° 4. Mauvais état de santé antérieur. Elle garde le lit depuis deux mois pour une paralysie des membres inférieurs. Elle est affectée d'un mal de Pott de la région dorsale supérieure. La troisième apophyse épineuse dorsale fait le sommet d'une gibbosité peu saillante ; la deuxième fait aussi un relief sensible, la première à peine ; la proéminente rentre dans l'ordre ainsi que la quatrième dorsale ; sur les côtés saillie transversale symétrique peu considérable, relief des omoplates. Il y a de la douleur à la pression sur les côtés de la gibbosité ; pas traces d'abcès extérieur.

Les membres supérieurs grêles sont très-affaiblis, mais exécutent bien tous les mouvements volontaires.

Les membres inférieurs sont incapables d'autres mouvements volontaires que quelques mouvements partiels des orteils, un peu plus marqués du côté gauche.

Les mouvements réflexes sont très-évidents. Les muscles sont amaigris, mais non contracturés. La sensibilité tactile est normale aux deux membres inférieurs.

Au mois de mars, de la même année, les mouvements volontaires sont assez étendus aux deux membres inférieurs.

Au mois de novembre, l'enfant peut se tenir debout, mais marcher difficilement. L'enfant, qui allait être envoyé à Berck, est repris par ses parents.

Obs. IV. — Mal vertébral de la région dorsale supérieure.—
Paraplégio.

Lefèvre, 7 ans, entre le 20 août, salle Saint-Geneviève, n° 37.

Depuis environ un an, déviation de la taille à gauche, avec douleur au niveau de l'épigastre. Il y a six mois, elle est devenue paralysée des membres inférieurs, et ses parents ont commencé à remarquer une bosse dans le dos.

Etat actuel. — Enfant de constitution délicate, maigre ; entre les deux omoplates se trouve une gibbosité formée par trois apophyses épineuses au moins. La cinquième dorsale me semble la plus saillante ; la sixième fait un relief moins marqué ; la quatrième et la septième ne font qu'une très-légère saillie ; au-dessus et au-dessous tout rentre dans l'ordre.

Au niveau de la gibbosité, les apophyses transverses et les côtes, forment un fort relief ; les omoplates sont un peu écartées. La partie antérieure du thorax est dirigée en avant et en bas, et forme une saillie anguleuse au niveau de l'appendice xyphoïde ; les dernières côtes forment un relief en avant. Pas de changement de coloration de la peau au niveau de la gibbosité qui n'est pas douloureuse à la pression ; mais toute pression faite au niveau des parties laté· rales est très-douloureuse, surtout à droite, au niveau de la quatrième dorsale. Il y a douleur en ceinture spontanée et provoquée au niveau des vertèbres affectées.

Pas trace d'abcès extérieur. Le membre inférieur droit ne peut être soulevé volontairement du lit, et c'est à peine si elle peut imprimer un petit mouvement de totalité venant du bassin ; l'enfant peut exécuter quelques faibles mouvements volontaires de la jambe et du pied gauches. A droite, mouvements réflexes très-marqués, peu à gauche. Sensibilité tactile normale des deux côtés ; il y a quelques fourmillements et picotements dans le pied gauche et non dans le droit. La peau conserve sa chaleur naturelle, sa coloration ; elle n'est pas empâtée. Les muscles ne sont pas atrophiés, mais ils sont le siége d'un peu de contracture, dont on a conscience lorsqu'on essaie de fléchir ou d'étendre alternativement les diverses parties des membres inférieurs, surtout à droite. L'enfant garde difficilement ses urines, mais elle a conservé la sensation du besoin d'uriner.

A partir du mois d'octobre, les mouvements volontaires reviennent un peu aux membres inférieurs. Au mois de décembre, les mouvements sont, à peu près complètement revenus. En janvier, un vaste abcès se montre au niveau du bord spinal de l'omoplate gauche.

Obs. V. — Mal de Pott, dorsal supérieur.—Paraplégie.

F..., entre le 5 février salle Sainte-Geneviève, n° 3, pour une gibbosité des premières vertèbres dorsales avec paraplégie.

Le sommet de la gibbosité est formée par les quatrième et cinquième vertèbres dorsales. Les mouvements volontaires sont complètement abolis aux
membres inférieurs ; mouvements réflexes très-mar-
marqués. Elle succombe le 18 mai des suites de diar-
rhée et de broncho-pneumonie sans modification
aucune du côte de la paraplégie. A l'autopsie, on
trouve un abcès sessile avec pus caséeux au niveau
des quatrième, cinquième et sixième vertèbres dorsales, les corps de la quatrième et la cinquième vertèbres sont détruits ; pachyméningite externe ; étranglement de la moelle à ce niveau. L'examen histologique n'a pas été fait.

Obs. VI. — Mal de Pott, dorsal supérieur.— Paraplégie.

Vateau, 8 ans, entre le 15 juin, salle Sainte-Geneviève, n° 39.

Elle nous est amenée pour une gibbosité avec paralysie des deux membres inférieurs. Elle a commencé par être prise de douleurs vives dans le dos
qui la faisaient se tenir toute voûtée ; puis, tout à
coup, il y a six mois, elle est devenue paralysée des
membres inférieurs et, depuis lors, elle garde le lit.

Etat actuel. — Elle est absolument incapable du
plus léger mouvement volontaire des membres inférieurs. Il y a des mouvements réflexes bien marqués,
la sensibilité est bien conservée, mais non intacte ;
l'enfant sent des fourmillements et lorsqu'on la
touche elle croit qu'on la gratte, et quand on la pince
elle trouve qu'on la pique. Du reste, les membres
inférieurs ont leur coloration normale, leur chaleur
et leur nutrition encore bien conservées ; légère incontinence d'urine. Rien à noter du côté des membres supérieurs.

L'examen du rachis montre une gibbosité, dont le sommet est formé par les apophyses épineuses des quatrième et cinquième vertèbres dorsales ; les deux vertèbres au-dessus et au-dessous font une légère saillie mais bien moindre ; les autres rentrent dans l'ordre. Il y a sur les parties latérales une saillie transversale des côtes, les omoplates sont écartées et saillantes. Le thorax forme un plan incliné en avant et en bas jusqu'à l'extrémité inférieure du sternum dont l'apophyse xyphoïde fait une légère saillie.

L'enfant meurt, à la fin du mois de juillet, de broncho-pneumonie sans amélioration aucune du côté de la paraplégie. Le corps de la troisième vertèbre dorsale est détruit ; abcès sessile contenant du pus caséeux à ce niveau ; la dure-mère est très-vasculaire et entourée d'une masse rougeâtre qui lui est adhérente (pachyméningite externe).

La moelle présente un étranglement marqué à ce niveau avec ramollissement bien marqué. L'examen microscopique, à l'état frais, a montré de nombreux corps granuleux.

Obs. VII. — Mal de Pott, des 4e et 5e vertèbres dorsales. — Paraplégie.

Enfant de 8 ans. entre le 31 octobre, salle Sainte-Geneviève, n° 7.

L'enfant est malade depuis cinq ans ; on attribue son mal à une chute. Elle a une gibbosité directe en arrière, ayant la quatrième et la cinquième vertèbre dorsale pour sommet ; saillie latérale symétrique assez prononcée ; petite fistule à droite et en-dedans de l'omoplate.

Elle a eu, il y a deux ans, une paralysie complète des membres inférieurs qui a duré six mois.

Aujourd'hui les mouvements volontaires sont complètement revenus et il n'existe plus aucune trace de paralysie.

Obs. VIII. — Mal de Pott. — Paraplégie.

Weber, 4 ans, entre le 1er octobre, salle Sainte-Geneviève, n° 39.

Elle est affectée d'un mal de Pott, depuis deux ans ; on en attribue l'origine à une chute faite de son lit sur la tête, mais ce n'est que deux mois après qu'on a remarqué une attitude vicieuse ; depuis lors, elle est devenue paralysée.

Etat actuel. — Enfant de taille moyenne, teint pâle, aspect cachectique ; elle a les deux membres inférieurs incomplètement paralysés ; elle peut encore remuer un peu le pied à droite et pas à gauche ; les membres inférieurs sont, du reste, sans atrophie, ni contracture ; coloration et température normales ; sensibilité bien conservée ; mouvements réflexes assez marqués.

La région supérieure du dos a une gibbosité considérable dont le sommet est formé par la sixième vertèbre dorsale ; la quatrième et la cinquième sont presque au même niveau ; au-dessus et au-dessous les autres vertèbres rentrent dans l'ordre ; saillie transversale des côtes au niveau de la gibbosité ; pas d'abcès extérieur.

Au mois de février, l'enfant lève facilement les deux jambes depuis quinze jours. Un énorme abcès est apparu au-dessous et en-dedans de l'omoplate gauche.

Le 19 août, l'abcès s'ouvre spontanément.

La paraplégie a complètement disparu.

Coudroy. 2

L'enfant part au mois d'octobre pour Berck, avec sa fistule tarie.

Obs. IX.

X..., entre le 5 mars, salle Sainte-Geneviève, n° 1.

Enfant portant une gibbosité de la région dorsale supérieure, datant, probablement, depuis plusieurs années (on a aucun renseignement).

Les membres inférieurs sont complètement sans mouvements volontaires; mouvements réflexes très-marqués. Contractures des deux membres.

Obs. X. — Mal vertébral de la région dorsale supérieure.—
Paraplégie.

Aman, 5 ans 1/2, entre le 3 avril, salle Sainte-Geneviève, n° 53.

Il y a un an, rougeole; six mois après, l'enfant se plaint de douleurs dans le dos et le côté gauche; la mère constate une gibbosité de la région dorsale supérieure. Ce n'est qu'à partir du 1er janvier que se sont montrés les symptômes paralytiques.

La gibbosité a pour sommet les troisième et quatrième vertèbres dorsales; les autres vertèbres, au-dessus et au-dessous, font peu de saillie : déformation du thorax à peine prononcée, légère saillie sur les côtés de la gibbosité. Coubures de compensation peu accusées. Aucun empâtement ni de douleur à la pression au niveau de la saillie osseuse. Aucune trace d'abcès extérieur. Les deux membres inférieurs sont complètement privés de mouvements volontaires; les mouvements réflexes sont très-marqués; il y a une légère contracture des deux membres. Il n'y a ni atrophie, ni hypertrophie; chaleur et coloration normales. La sensibilité est normale, sans fourmillement ni engourdissement. Aucun trouble de la miction ou de la défécation.

État fébrile, respiration irrégulière avec dyspnée, souffle à la base gauche, râles humides assez nombreux dans les deux sommets.

L'enfant reste à peu près dans le même état jusqu'au mois de décembre; à partir de cette date, les mouvements volontaires reviennent; en avril, la paraplégie a complètement disparu, mais l'état général ayant considérablement empiré, l'enfant est repris par ses parents.

Obs. XI.—Mal de Pott, dorsal supérieur.—Paraplégie incomplète.

Juy, 3 ans, entre, le 16 décembre, salle Sainte-Geneviève, n° 41.

Enfant rachitique présentant une gibbosité anguleuse au niveau de la région dorsale supérieure. Le mal a débuté par une faiblesse des membres inférieurs, avec douleurs vives dans le dos, et, quelque temps après, on reconnaît la gibbosité. Celle-ci est formée par la saillie de l'apophyse épineuse de la deuxième dorsale; la première fait un peu de relief, ainsi que la troisième, mais après tout rentre dans l'ordre.

Du côté des membres inférieurs, paraplégie incomplète, avec quelques mouvements réflexes.

L'enfant meurt, le 16 mars, dans un accès de dyspnée laryngée, simulant le croup. A l'autopsie, on trouve une destruction du corps de la troisième vertèbre dorsale et en partie de celui de la deuxième. Au niveau des quatre premières vertèbres dorsales, l'œsophage est soulevé par un vaste abcès, dont le contenu est du pus caséeux mélangé de sérosité. La moelle ne présentait aucune lésion apparente. L'examen histologique n'a pas été fait.

Obs. XII. — Mal de Pott, des 6e et 7e vertèbres dorsales.— Paraplégie incomplète, n° 26.

Moraune, 3 ans, entre, le 21 février, salle Sainte-Geneviève.

Cet enfant entre à l'hôpital, dans le service des chroniques, pour une gibbosité de la région dorsale, dont le sommet est formé par la sixième et septième vertèbres dorsales. Au-dessus et au-dessous, les autres vertèbres rentrent dans l'ordre; saillie transversale et symétrique de chaque côté de la gibbosité; la région thoracique est peu déformée; légère paraplégie des deux membres inférieurs, avec contracture.

Obs. XIII.—Mal de Pott, de la 9e vertèbre dorsale.—Paraplégie.

Enfant de 7 ans, entre, le 3 janvier, salle Sainte-Geneviève, n° 2.

Cet enfant nous est amené pour un mal de Pott. La neuvième apophyse épineuse dorsale forme le sommet de la gibbosité; la huitième et la dixième vertèbres dorsales sont un peu moins saillantes; les autres rentrent graduellement dans l'ordre : saillie latérale très-accusée. Il y a un vaste abcès par congestion, occupant toute la hauteur et la largeur du flanc droit. Cet abcès a un aspect globuleux très en relief, à surface violacée avec menace de perforation de la peau. Il est presque indolent; rien de semblable à gauche.

Il y a paralysie complète du mouvement volontaire des membres inférieurs, avec mouvements réflexes très-prononcés : la sensibilité est bien conservée. L'enfant a une incontinence d'urine complète.

Obs. XIV.—Mal de Pott, de la 10ᵉ vertèbre dorsale.—Paraplégie.

Reiter, 13 ans, entre, le 7 novembre, salle Sainte-Geneviève, nº 33.

Elle nous est amenée pour un mal de Pott de la région inférieure du dos. La gibbosité est remarquable, en ce qu'elle forme une saillie directe en arrière, brusque et considérable, dont le sommet est formé par l'apophyse épineuse de la dixième dorsale. Au-dessus et au-dessous, les apophyses épineuses des vertèbres voisines tendent à rentrer rapidement dans l'ordre; peu de saillie latérale et transversale; aucune déformation de la paroi thoracique : douleur vive au niveau de la gibbosité et sur ses parties latérales.

Le mal a débuté par une douleur en ceinture au niveau de l'ombilic, douleur qui existe encore, et est surtout marquée la nuit.

Il y a faiblesse des membres inférieurs avec quelques fourmillements et sensations de froid; la sensibilité est diminuée. Les membres inférieurs peuvent être levés du lit, mais lentement et difficilement, ils retombent vite; l'enfant ne peut se tenir sur ses jambes : pas de mouvements réflexes bien appréciables, elle garde bien ses urines.

Vers la fin du mois de novembre, la paraplégie est plus complète, les mouvements réflexes sont assez marqués. Elle reste ainsi, sans aucune amélioration, jusqu'au mois de juillet.

Au mois de septembre, l'enfant peut se tenir debout, elle marche au mois d'octobre, et, en novembre, est envoyée à Berck, ne présentant plus aucun trouble paralytique du côté des membres inférieurs.

Obs. XV. — N° 2, salle Sainte-Geneviève, paraplégie absolue, datant de trois mois, sommet de la gibbosité, petite, anguleuse, est formé par les apophyses épineuses des troisième et quatrième vertèbres dorsales.

Obs. XVI. — N° 28, salle Sainte-Geneviève. Vaste gibbosité, formée par les deuxième, troisième, quatrième et cinquième vertèbres dorsales, paraplégie aujourd'hui à peu près complètement guérie : aucune trace d'abcès.

Obs. XVII. — N° 35, salle Sainte-Geneviève. Gibbosité anguleuse formée par les deuxième et troisième vertèbres dorsales ; paraplégie complète datant d'environ un an ; depuis un mois, quelques légers mouvements volontaires des orteils ; pas d'abcès extérieur. Cette affection a débuté par la paraplégie ; la gibbosité n'est apparue qu'environ deux mois après.

Obs. XVIII. — N° 39, salle Sainte-Geneviève. Gibbosité arrondie formée par les premières dorsales ; paraplégie complète, qui a guéri très-rapidement, sans apparition d'abcès au dehors. L'enfant est parti à Berck.

Obs. XIX. — N° 41, salle Sainte-Geneviève. Gibbosité très-saillante, formée par les troisième, quatrième et cinquième vertèbres dorsales. Déformation considérable du thorax, avec saillie du sternum en avant et en bas ; fistule non tarie, suite d'abcès par congestion de la région sus-claviculaire droite (issue par la fistule de petits séquestres) ; paraplégie aujourd'hui à peu près guérie.

Obs. XX. — N° 42, salle Sainte-Geneviève. Gibbosité dorsale supérieure ; paraplégie avec contracture, aujourd'hui très-améliorée : pas d'abcès extérieur.

Ainsi, sur 77 enfants affectés du mal vertébral, ayant pour siége la région dorsale, je n'ai trouvé que dix-neuf fois la paraplégie ; c'est environ un cas de paralysie sur 4 malades, soit quinze fois de plus qu'à la région lombaire ou dorso-lombaire.

La statistique de M. Bouvier donne un chiffre beaucoup plus élevé de paralysies pour la région dorsale : 33 pour 56, ou un peu plus de un cas de paraplégie sur 2 malades.

Mais, si nous recherchons avec soin dans les 19 faits de paraplégie, dont nous venons de donner le résumé, sur quelles vertèbres dorsales porte la lésion, nous arriverons au résultat suivant :

Dans 16 observations, la lésion osseuse occupe une ou plusieurs des 6 premières vertèbres dorsales. Ce sont les numéros de II à XII et de XV à XX. Et, dans ces faits, le plus souvent ce sont les troisième. quatrième et cinquième vertèbres qui sont affectées.

Dans les trois autres observations, XII, XIII, XIV, la lésion osseuse porte sur les septième, neuvième et dixième vertèbres dorsales.

Ainsi, sur 19 cas de paraplégie dans le mal de Pott, ayant pour siége la région dorsale, seize fois la paralysie s'est rencontrée, lorsque la lésion portait sur les 6 vertèbres supérieures, et trois fois seulement pour la moitié inférieure de la colonne dorsale.

Son degré de fréquence est donc exprimé par le rapport de 16 à 19 ou 84/100.

Sur nos 77 observations de mal vertébral de la région dorsale, vingt-six fois la lésion osseuse siégeait sur une ou plusieurs des 6 premières vertèbres dorsales; sur ces 26 cas, nous avons trouvé seize fois la paraplégie. Ce degré de fréquence de la paralysie à la région dorsale supérieure est exprimé par le rapport de 16 à 26, ou environ 65|100. Ce chiffre est un peu plus élevé que celui que donne M. Bouvier dans sa statistique sur le degré de fréquence de la paraplégie à la région dorsale. Tandis que, pour la moitié inférieure de la corde dorsale, le degré de fréquence de la paraplégie est sensiblement le même, quoique un peu plus élevé qu'aux régions lombaires et dorso-lombaires.

Je crois que nous pouvons affirmer, après l'examen de ces quelques observations, que chez l'enfant la paraplégie est un symptôme presque constant lorsque le mal vertébral siége sur une ou plusieurs des 6 premières vertèbres dorsales, puisqu'elle s'y montre environ 65 fois sur 100.

Dans toute autre partie de la région dorsale ou lombaire, les symptômes paralytiques ne se montrent que rarement, car nous ne trouvons la paralysie mentionnée que 5 fois sur 100.

M. le Dr Triboulet avait attiré mon attention sur ce fait dès le commencement de l'année 1873. Pour lui, tout enfant atteint d'un mal de Pott de la région dorsale supérieure, aura presque fatalement, dans le cours de cette affection, une paraplégie plus ou moins durable; il a l'habitude de désigner cette va-

riété de mal de Pott sous le nom de mal vertébral interscapulaire, pour bien rappeler le siége de la
lésion.

La cause du degré de fréquence de la paraplégie
dans cette région, me paraît résider surtout dans
l'étroitesse relative du canal vertébral dans les deux
tiers supérieurs de la région dorsale. En effet, le trou
vertébral offre, au niveau de la première dorsale, des
diamètres presque identiques à ceux des dernières
cervicales; sa section diminue progressivement, surtout dans son diamètre transverse, jusque vers le
milieu de la région dorsale.

A ce niveau, les diamètres du trou vertébral sont :
le transverse, 15 millimètres; l'antéro-postéro, 13 millimètres; tandis que, à la région cervicale, nous
trouvons 23 millimètres pour le transverse et 13 pour
l'antéro-postérieur. A partir du milieu de la région
dorsale, la section du canal augmente de surface
proportionnellement au volume de la vertèbre dont
tous les diamètres augmentent insensiblement, jusqu'à ce qu'elle devienne vertèbre lombaire; les diamètres du trou rachidien sont alors : 21 millimètres
pour le transverse et 17 millimètres pour l'antéro-
postérieur.

Cette étroitesse relative du canal rachidien doit
certainement faciliter l'action des causes détermi-
nantes de la paraplégie, que nous allons passer rapidement en revue.

Plusieurs dispositions pathologiques peuvent com
primer la moelle; ainsi des saillies osseuses dues au
déplacement des vertèbres ou à des formations d'os
nouveaux; des séquestres refoulant le surtout ligamenteux postérieur; une cause non moins commune,
c'est la présence de collections purulentes situées

entre ce surtout ligamenteux postérieur et la face correspondante de la vertèbre.

La compression de la moelle me paraît être, le plus habituellement, le fait de la présence d'un abcès au niveau des vertèbres malades. Non pas que je pense que, dans tous les cas, la compression de la moelle ait lieu directement par un abcès, mais parce que c'est surtout à la présence du pus caséeux qu'il faut attribuer le développement d'une pachyméningite externe, cause peut-être la plus fréquente de la compression de la moelle.

Un abcès résultant de l'altération osseuse, dans cette région de la colonne, peut plus facilement qu'ailleurs comprimer ou irriter les enveloppes de la moelle. En effet, ainsi que le démontre M. le D\u1d63 Chénieux dans sa thèse inaugurale, le pus, formé au niveau des vertèbres dorsales altérées, éprouve de grandes difficultés pour se porter au dehors ; d'où les terminaisons assez fréquentes de ces abcès par ouverture, soit dans les plèvres, soit dans les bronches, dans l'œsophage. Si le pus ne peut s'échapper par une voie quelconque, il comprime la moelle ou irrite la face externe de la dure-mère, et détermine ainsi la paraplégie.

On ne peut pas nier, au moins dans un certain nombre de cas, qu'un abcès n'eût déterminé la compression de la moelle. Il n'est pas rare, en effet, dans le mal vertébral, de voir une paraplégie céder presque immédiatement à l'apparition d'un abcès par congestion. On trouve un assez grand nombre de ces faits mentionnés dans les auteurs. Dans les observations IV et VIII nous trouvons deux exemples de paraplégie, dont l'amélioration rapide a paru coïncider avec l'apparition d'un abcès par congestion.

Mais, au contraire, nos observations III, X, XIV, XVI, XVIII et XX sont des exemples assez nets de guérison ou d'amélioration à peu près complète de symptômes paralytiques, et pourtant aucun abcès par congestion ne s'est montré.

Enfin, dans les observations VII, XIII et XIX, nous voyons des exemples de paraplégies qui sont restées sans amélioration, malgré l'apparition d'un abcès par congestion.

Pour terminer ces quelques considérations sur la paraplégie dans le mal vertébral, je ferai remarquer que le plus souvent, chez l'enfant, les paraplégies se terminent favorablement, sans avoir besoin d'employer une médication révulsive énergique. Sur nos 19 observations, nous trouvons 11 faits bien nets de guérison, et, sur aucun de ces enfants, il n'a été nécessaire de recourir aux cautères, aux moxas ou aux raies de feu. Je crois que, dans le plus grand nombre des cas de paraplégie, la meilleure thérapeutique consistera à s'adresser plutôt à l'état général qu'à agir directement sur la paraplégie. Ce sera surtout par le repos au lit, les bains sulfureux, les toniques et les préparations iodurées qu'on obtiendra les meilleurs résultats.

**C. Du degré de fréquence des abcès par conges-
tion dans le mal vertébral ayant pour siége
la région dorsale ou la région lombaire.**

Dans le mal vertébral, l'abcès par congestion est
un des symptômes des plus importants, par sa fréquence et par sa gravité ; il contribue, pour la plus
grande part, à la mortalité dans le mal de Pott.
Montrer son degré de fréquence suivant les régions,
c'est presque indiquer le pronostic du mal vertébral.

A la région dorsale, sur 77 observations de mal
de Pott, je n'ai trouvé que chez 21 enfants des abcès
par congestion : ce qui nous donne environ 28 fois
des abcès sur 100 cas.

A la région lombaire, sur 59 faits nous avons ren-
contré 38 fois des abcès par congestion ; ce qui nous
donne environ 65 pour 100, ou un peu plus des trois
cinquièmes.

D'après M. le Dr Bouvier, les abcès migrateurs se
sont montrés à la région dorsale dans les deux cinquièmes des cas; à la région lombaire, dans les
trois quarts, ou dans près des quatre cinquièmes
des cas.

Ainsi, d'après la statistique de Bouvier, ainsi que
d'après nos observations, les abcès par congestion
dans le mal vertébral sont presque deux fois aussi
fréquents dans le mal vertébral lombaire, que dans
le mal vertébral normal.

Pour M. Bouvier, « cette plus grande fréquence des
abcès par congestion dans les affections des vertèbres
lombaires, trouve en partie son explication dans les
circonstances suivantes : 1° Nous avons vu que la

gibbosité manque plus souvent à la région lombaire et que les abcès par congestion sont un peu plus fréquents dans les cas où il n'existe pas de gibbosité ; 2° les maladies du sacrum, dans lesquelles le pus tend plus fréquemment à faire collection dans la fosse iliaque, grossissent quelque peu le nombre des abcès migrateurs dépendant du mal vertébral lombaire ; 3° les destructions de trois vertèbres et plus se trouvent un peu plus nombreuses dans les observations de mal vertébral lombaire que dans les cas d'affection dorsale, et l'on a vu plus haut que les abcès par congestion se sont montrés plus fréquents dans ces cas de destructions étendues que dans les autres. Mais indépendamment de ces conditions, et toutes circonstances égales d'ailleurs, si j'en juge par quelques-uns de mes chiffres, le mal vertébral, par cela seul qu'il siége aux lombes, parait donner lieu un peu plus souvent à un abcès migrateur que lorsqu'il existe dans la région dorsale. Cette plus grande abondance du pus et sa tendance plus marquée à fuser au loin, dans les affections lombaires, me semblent un effet de l'étendue plus considérable des vertèbres malades et de la disposition des organes voisins plus favorable à la migration du pus. »

A ces causes multiples je vais essayer d'y ajouter une autre explication. A la région dorsale, dès que dans une certaine étendue un corps vertébral est détruit, la vertèbre supérieure s'affaisse presque imdiatement ; les parois du foyer sont ainsi presque en contact et la suppuration est peu abondante.

A la région lombaire, par suite de la disposition des apophyses épineuses et articulaires, la gibbosité ne se produit que lentement et pendant plusieurs mois, la cavité formée par un ou deux corps verté-

braux détruits, fournit abondamment du pus; ce foyer
purulent avec ses parois ossseuses rigides se trouve
dans de bien plus mauvaises conditions pour la guérison qu'un abcès formé aux dépens du tissu cellu-
laire périrectal ou axillaire.

L'abcès par congestion étant certainement une des
causes les plus fréquentes de la mort dans le mal de
Pott, je me crois en droit de dire que la forme dorsale du mal vertébral est moins grave, malgré la
possibilité d'accidents paralytiques, que la forme
lombaire.

Dans la région dorsale, les abcès par congestion se
montrent assez souvent en arrière, soit au niveau de
la gibbosité, soit dans une des gouttières vertébrales;
mais le plus souvent ils se montrent sur un point de
la paroi thoracique, soit latéralement, soit à la partie
antérieure, après avoir suivi un ou plusieurs espaces
intercostaux.. Rarement les abcès de la région dorsale viennent s'ouvrir dans la région sus-claviculaire;
l'observation XIX nous montre un exemple de mal
de Pott dorsal supérieure, avec fistule de la région
sus-claviculaire droite; par cette fistule il y a eu à
plusieurs moments issue de petits séquestres.

Les abcès par congestion venant d'une altération
de la région lombaire ou de la fin de la région dorsale, suivent presque tous la fosse iliaque, soit pro-
fondément, soit superficiellement.

Dans le premier cas ils viennent aboutir à la
partie supérieure et interne de la cuisse en passant
par la gaîne du psoas ou à la partie antérieure, en
suivant la gaîne des vaisseaux fémoraux.

Dans le second cas, ils viennent faire saillie au-dessus de l'arcade crurale, et quelquefois fusent à la
cuisse en passant entre les épines iliaques antérieures,

Ce n'est qu'exceptionnement qu'un abcès par congestion passé par l'échancrure sciatique, ou vienne faire saillie sur les côtés de l'anus.

Il n'en est pas de même pour les altérations du sacrum.

Les collections purulentes soit au niveau de la gibbosité, soit sur ses parties latérales, sont assez rares dans le mal de Pott lombaire.

Pour terminer ces quelques considérations sur les abcès par congestion, je ferai remarquer que fréquemment, lorsqu'il y a déviation de la colonne d'un côté avec gibbosité, et saillie latérale des apophyses transverses du côté opposé, si un abcès par congestion vient à se montrer, c'est presque toujours du côté de la déviation, l'abcès se montrant du côté où la lésion est le plus avancée.

Le traitement de l'abcès par congestion présente de grandes difficultés ; le moment de l'ouverture de ces abcès est un instant bien critique pour l'enfant ; d'après ce que j'ai pu observer pendant une année à l'hôpital Sainte-Eugénie, il m'a semblé que lorsqu'on laissait les abcès par congestion s'ouvrir spontanément, les enfants présentaient moins d'accidents graves et qu'une terminaison heureuse était plus fréquente que dans les cas d'intervention active. Je crois que dans le plus grand nombre de cas, à moins d'indications spéciales, le mieux est de laisser l'enfant au lit et de se contenter de faire de simples badigeons iodés sur la tumeur purulente ; d'attendre son ouverture spontanée en donnant à l'enfant des toniques et des préparations iodées.

CONCLUSIONS.

1° La paraplégie dans le mal vertébral chez l'enfant est un symptôme presque constant, lorsque la lésion porte une ou plusieurs des six premières vertèbres dorsales.

On pourrait appeler cette variété de mal de Pott, mal vertébral interscapulaire, pour bien rappeler le siége de la lésion.

2° Lorsque le mal de Pott a pour siége tout autre point de la région dorsale ou la région lombaire, la paraplégie est rare.

3° Les abcès par congestion sont deux fois plus fréquents lorsque le mal vertébral siége à la région lombaire, que lorsqu'il occupe la colonne dorsale.

www.ingramcontent.com/pod-product-compliance
Ingram Content Group UK Ltd.
Pitfield, Milton Keynes, MK11 3LW, UK
UKHW021011120726
13693UKWH00005B/1908